AF454652

Le Pain Kneipp

RÉFORME HYGIÉNIQUE

DANS L'ALIMENTATION

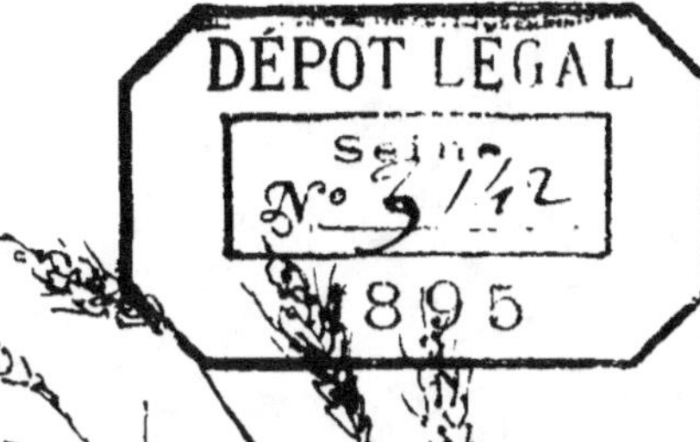

Notice sur les farines

préconisées par le curé de Wœrishofen

1895

Le
Pain Kneipp

D'après certains hygiénistes, le pain devrait être tout autre qu'on le fait actuellement. En effet, on veut le pain très blanc, et l'on ne se rend pas compte que, dans ce simple but, il faut éliminer de la farine une grande partie des éléments du grain qui sont justement les plus utiles à la nutrition.

** **

Il y a plus d'un demi-siècle, on avait déjà supprimé le *Son* de la farine ; c'était une première faute : presque la totalité des *Sels* du grain, les *phosphates* et le *fer*, qui donnent au sang la vigueur et la richesse, sont contenus dans le son ; il s'y trouve en outre un ferment naturel, appelé *Céréaline*, qui est le principal agent de transformation en sucre des aliments féculents, c'est le *digestif,* du pain ; enfin, par sa matière ligneuse insoluble, il ramone, pour ainsi dire, l'intestin.

*
* *

On s'est ensuite ingénié à donner à la farine une blancheur immaculée, à l'aide de ces machines compliquées auxquelles on a ajouté les *dégermeuses,* d'invention hongroise, qui coupent le grain en deux et en ôtent le germe. C'est la partie la plus nutritive du grain qui est ainsi sacrifiée ; le germe ne contient que du *gluten,* et une huile un peu jaunâtre. Tous ces germes ainsi séparés sont vendus à part, et servent à fabriquer ce pain si substantiel, ne renfermant pas d'amidon, et dont l'usage est recommandé aux *diabétiques.*

Bien plus, le gluten de la farine s'est trouvé un peu modifié au détriment de sa qualité nutritive, par la chaleur provenant de l'échauffement considérable des cylindres. De ce fait, l'*Amidon*, moins nourrissant (il ne contient pas d'azote) et plus échauffant, s'est trouvé en plus forte proportion dans le pain. Résultat pour bien des gens : une *constipation* désagréable, souvent dangereuse, dont ils ne soupçonnent pas l'origine.

*
* *

Pour porter remède à ce mal, bien des tentatives ont été faites ces dernières années. MM. Burger, Favrichon, les docteur Graham, Goyard... ont lutté en vain contre les préjugés. Cependant, le vénérable curé de Wœrishofen (Bavière), Mgr KNEIPP, a entrepris de ramener l'humanité à une manière plus saine et plus sage de vivre. Sa méthode, connue dans

le monde entier, consiste surtout dans l'endur-
cissement du corps, et dans une grande simpli-
cité de vie. Grâce à l'autorité de sa parole et
de son nom, cette réforme si utile dans l'alimentation est en train de s'effectuer.

*
* *

« Pourquoi, dit le savant curé, séparer dans
le grain de froment ce que Dieu a si intimement
uni? Ne cherchons pas à faire mieux que la
divine Providence; elle sait mieux que nous
ce qu'il faut à notre corps. » Revenant aux
excellents procédés de nos ancêtres, il a remis
en honneur nos vieux moulins à eau et à
meules de pierre — si délaissés de nos jours
— qui écrasent le grain en fine farine sans
l'échauffer. La maxime « *Tout au pétrin* », qu'il
ne cesse de redire, a fini par se faire entendre,
et commence à triompher des préventions les
plus invétérées. De plus, il recommande

surtout, pour la panification, d'employer peu ou même pas de levain, dont l'abus est nuisible, car il transforme toujours la nature de certains éléments de la farine par la fermentation, également peu ou pas de sel.

*
* *

Aujourd'hui, dans toutes les grandes villes, on revient à ce bon, fortifiant et rafraîchissant *pain de tout grain* qui combat d'une manière plus efficace, et certes plus naturelle, que les meilleures pilules, l'*Anémie* et la *Constipation*, si répandues aujourd'hui, d'où découlent d'autres maladies, et qui nous redonnera cette vigueur de santé que possédaient nos pères.

*
* *

Certains estomacs affaiblis éprouveront peut-être quelque difficulté à digérer ce pain si substantiel. C'est le cas d'appliquer le principe d'Hippocrate : « *On digère facilement les* « *aliments auxquels on est habitué*, MÊME SI « LA QUALITÉ N'EN EST PAS BONNE ; *et on* « *digère avec difficulté des aliments auxquels* « *on n'est pas habitué*, MÊME SI LA QUALITÉ « EN EST MEILLEURE. »

*
* *

Un malade, par exemple, devra s'y habituer par doses progressives ; il digérera très bien ce pain après quelque temps. Il faut tenir compte de l'habitude. Les Spartiates, grâce à leur vie très dure et à leur brouet noir, avaient des santés robustes. Nous ne pourrions subitement revenir ni à leur genre de vie, ni à leur alimentation. On ne s'y fait que peu à peu ; alors l'estomac et le corps entier sont insensiblement amenés à un état de force et de santé inconnu auparavant.

Un dernier mot sur le mode de préparation des farines qui servent à faire le pain Kneipp.

*
* *

Comme tout le grain (froment et seigle mélangés) doit entrer dans la confection de ce pain, il est nécessaire de lui faire subir un nettoyage complet avant de le livrer à la meule de pierre qui l'écrasera. Des résidus malsains adhèrent aux grains qui n'ont subi qu'un nettoyage ordinaire : poussières et déjections de toute nature dont le grain est entièrement débarrassé au moyen d'une machine à cylindre métallique à râpes. Le cylindre tournant à grande vitesse, les grains projetés contre les râpes subissent dans tous les sens une friction énergique. Cette opération, qui n'enlève aucune partie du son, en détache les impuretés et cause un déchet de 1 à 2 %, avec les grains qui paraissent les plus propres.

Après les triages et nettoyages nécessaires, on confie le grain à l'ancienne meule en pierre, qui n'échauffe pas la farine comme les cylindres modernes. On passe au tamis le résultat de cette première opération. On fait ensuite subir aux plus grosses paillettes de son restées sur ce tamis, une deuxième et même une troisième mouture avec des meules en pierre nouvellement taillées et plus rapprochées. En dernier lieu, on mélange exactement ces deux produits.

On le voit, il n'est rien de plus hygiénique qu'une farine si soigneusement obtenue. Elle ne peut que donner un pain savoureux, nourrissant, sain, rafraîchissant, et agréable au goût.

PARIS. TYP. DE E. PLON, NOURRIT ET Cⁱᵉ, 8, RUE GARANCIÈRE. — 570.